AF297901

OBSERVATIONS

SUR

LA RATANHIA,

PAR

DELARUELLE, Pharmacien,

Rue Neuve-des-Petits-Champs, Nº. 26.

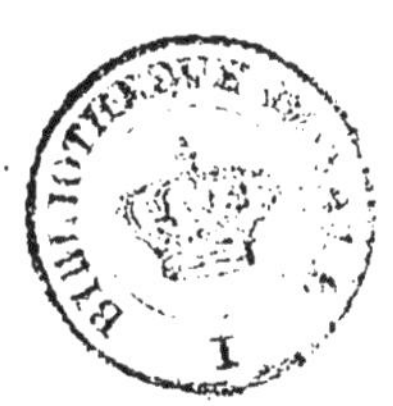

A PARIS,

1817.

OBSERVATIONS

SUR

LA RATANHIA.

DEPUIS quelques années les sciences ont marché d'un pas rapide vers leur perfection, et chacune des branches de l'art de guérir a vu son domaine augmenté de quelques découvertes qui toutes ont tourné au profit de l'économie animale. La Thérapeutique compte surtout, depuis peu d'années, par les travaux des savans, plusieurs substances simples, dont l'usage bienfaisant a été constaté d'une manière certaine par les nombreuses cures qui en sont résultées.

Parmi ces végétaux que la nature nous fournit, et auxquels il ne faut faire subir qu'une légère préparation pour être employés, la racine du *Ratanhia* (*Krameria Triandra, de Linnée*) mérite d'être placée au premier rang. Son efficacité dans les hémorrhagies passives et autres maladies, comme on en sera convaincu plus bas, et appuyée par de nombreuses observations faites par les gens de l'art, ne doit laisser sur son efficacité le moindre doute.

Je ne m'arrêterai point à la description d'une

plante parfaitement décrite dans Linnée, dont on peut prendre connaissance dans le Recueil périodique de la Société de médecine, et le journal de MM. Corvisart, Leroux, Boyer. Tous les praticiens savent que c'est à M. Ruiz, pharmacien-chimiste, espagnol (envoyé par son gouvernement comme premier botaniste de l'expédition du Pérou), que nous en devons la découverte. A cette époque elle était connue plus particulièrement dans le pays sous le nom de racine pour les dents, parce que les habitans l'employaient comme dentifrice. M. Ruiz ayant eu occasion de s'en servir pour le même usage, y remarqua une saveur astringente très - forte, et d'un genre différent de tous les astringens connus. Le désir qu'il avait d'augmenter le cercle des médicamens dont l'efficacité est constatée, l'engagea à utiliser d'une autre manière ce produit de la nature; et pensant que sa saveur styptique bien prononcée pouvait servir dans d'autres cas que celui désigné par les habitans du pays, il en prépara un extrait; à cet effet, il prit des racines nouvellement cueillies, après les avoir lavées et épuisées par des décoctions réitérées (1) qu'il rapprocha en consistance de

---

(1) M. Ruiz observe que l'on ne doit faire que deux décoctions, et toujours dans quatre fois le volume en poids de la racine.

miel épais, il le mit dans des carrés de papier qu'il exposa au soleil, dont la force dans cette contrée est suffisante pour que son extrait devienne solide en peu de tems. Arrivé à ce point de siccité, il était rouge transparent, d'une cassure nette et brillante, ressemblant en tout à une résine. Ce docteur en fit usage dans plusieurs hémorrhagies, et ses essais furent couronnés d'un plein succès.

Pour convaincre de l'efficacité de ce remède, comme astringent, je me bornerai à indiquer quelques observations faites par les docteurs Hurtado et Bonafos, contemporains et amis de M. Ruiz. Ces observations sont puisées en partie dans le mémoire du premier de ces docteurs.

Iʳᵉ. OBSERV. Une dame de vingt ans accoucha très-heureusement ; quelques jours après elle fut atteinte d'une ménorrhagie, que par les moyens ordinaires on parvint à arrêter. Au bout de huit jours une hémorrhagie très-abondante eut lieu, et, dans cette circonstance, elle fut tellement affaiblie que toutes forces vitales paraissaient être détruites chez elle. Aussitôt un nouveau docteur appelé lui fit administrer une dose d'extrait de *ratanhia* de deux scrupules délayés dans deux onces d'eau, et quelques gouttes d'acide citrique (1) à la seconde

____

(1) On peut remplacer l'acide citrique par le vinaigre.

dose; l'hémorrhagie cessa, et peu de tems après la malade se rétablit parfaitement.

IIe. OBS.—Une femme d'une forte constitution, à l'apparition des lochies, fut atteinte d'une forte colique, suivie d'une hémorrhagie utérine qui ne cédait à aucun des moyens employés, et qui mit la malade dans un état voisin de la mort; deux gros d'extrait en deux fois la rétablit assez pour ne laisser sur son compte aucune inquiétude, et l'usage de cette préparation à plus petite dose, continué pendant huit jours, la remit tout à fait.

IIIe. OBS.—Un homme, à la suite d'une chute, se fit une contusion au périnée, une hémorrhagie considérable se manifesta par l'urètre; un léger régime la fit cesser : mais quelques jours après cet homme ayant fait un effort, le sang se manifesta de nouveau et de manière à résister à toutes les substances employées en pareille circonstance : l'usage seul de l'extrait rétablit le malade en très-peu de tems.

IVe. OBS.— Un ouvrier, âgé de trente-deux ans, au commencement d'une phthisie pulmonaire scrophuleuse, fut pris d'une pneumorrhagie qui, après quelques jours, céda aux moyens connus.

L'accident reparut dans un assez court intervalle, et résista à tous les remèdes, même à ceux qui avaient eu du succès en d'autres circonstances. Je fus appelé la nuit du 8 mai 1813(*), par les parens effrayés de la violence de l'hémorrhagie. Ce ne fut qu'à l'aide de l'extrait de *ratanhia* que le mal disparut, et que l'existence du malade fut ainsi prolongée.

V^e. OBS. —Le nommé *Riot*, poitrinaire, avait eu plusieurs attaques d'hémoptysie, qui, tantôt avaient cédé à l'application des synapismes aux pieds, et tantôt à l'emploi des boissons astringentes. Le 13 février 1812 au soir, il fut atteint d'une hémoptysie beaucoup plus considérable que les précédentes, et contre laquelle tous les moyens ordinaires furent mis en usage sans le moindre succès. On lui administra la *ratanhia*, deux fois seulement, à la dose d'un gros d'extrait dissous dans de l'eau de roses, et avec addition de l'acide acéteux; la pneumorrhagie cessa pour ne plus reparaître.

VIe. OBS.—Un agent d'affaires, âgé de quarante ans, d'un tempérament lymphatico-sanguin, fut attaqué, dans la matinée du 4 mai 1812, d'un épistaxis assez abondant pour inspirer des craintes quoique sans fièvre et sans aucun autre symptôme

---

(*) Le docteur Hurtado.

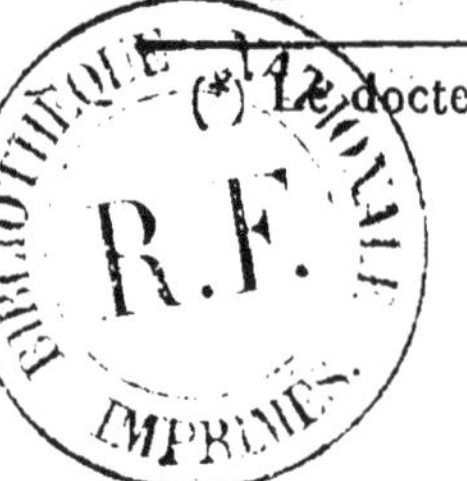

Il fut traité, pendant soixante heures, par les topiques astringens. Cette méthode n'ayant pas réussi, j'eus recours à des linges trempés dans une forte décoction de la racine de *ratanhia*, en faisant préalablement insuffler dans les narrines la poudre très-fine de la même racine. L'épistaxis ne tarda pas à cesser tout-à-fait.

VIIᵉ. OBSERVATION. — Dans le mois d'août 1814, il entra à l'hospice de Libourne un soldat du régiment de chasseurs à cheval avec un délabrement des gencives beaucoup plus considérable que celui du cas précédent, et qui tenait à un traitement mercuriel poussé jusqu'à l'excès : l'haleine était d'une puanteur insupportable. Quelques jours auparavant, j'avais par hasard retrouvé dans mes provisions un peu de *ratanhia* que j'avais apporté de Madrid. Je fis faire une décoction avec six gros de sa racine, deux livres d'eau, et deux onces d'acide acéteux, le tout réduit au tiers. Le malade fit usage de cette décoction en gargarisme ; il en obtint les effets les plus avantageux, et l'affection de la bouche cessa tout-à-fait dans l'espace de dix jours.

VIIIᵉ. OBS. — Un soldat espagnol, âgé de 28 ans, d'un tempérament bilieux, après avoir éprouvé une fièvre adynamique qui avait parcouru ses périodes, fut atteint, sur la fin de sa maladie, malgré l'usage du diascordium, de la racine de colombo, de l'ipécacuanha et des lavemens de thériaque, d'une diarrhée qui durait depuis plus de vingt jours, et qui avait jeté le malade dans un affaissement complet. Voyant l'inutilité de tous les moyens qu'on avait employés, j'eus recours à l'extrait de *ratanhia*, à la dose de deux scrupules pour la première prise, deux scrupules et demi pour la seconde, et d'un gros pour la troisième, mettant entr'elles six heures d'intervalle. Les premières doses diminuèrent considérablement les évacuations, et la continuation du remède, quoiqu'à une dose plus modique, fit cesser la diarrhée le quatrième jour. Le malade reprit ses forces et la guérison fut complète.

IXe. obs. — Un ouvrier, âgé de vingt-neuf ans, d'un tempérament mélancolique, fut affecté, dans la convalescence d'une fièvre adynamico-ataxique, d'une diarrhée essentielle qui le mit, en apparence, dans un état plus dangereux que celui dont il venait de sortir. Lui ayant prescrit, matin et soir, un gros d'extrait de *ratanhia*, et lui ayant fait donner aussi des lavemens avec la décoction de la racine de cette plante, j'eus également la satisfaction,

1

entre le sixième et le septième jour, de voir cesser la diarrhée, et le malade se rétablir tout-à-fait au bout de quelques jours.

X^e. OBS. — Une dame âgée de quarante-sept ans, d'un tempérament lymphatique et un peu nerveux, me consulta en mai 1813, pour une leucorrhée habituelle qui devenait sanguinolente au point de ressembler à l'écoulement menstruel. La malade n'avait point d'appétit, et elle dépérissait à vue d'œil. Ne pouvant reconnaître aucune lésion dans la matrice, j'attribuai cet écoulement à un défaut de ton dans les vaisseaux de l'utérus. Un autre médecin avait aussi été de cet avis. Je prescrivis la *ratanhia* à la dose de deux scrupules, trois fois dans la journée, pendant les trois premiers jours, et ensuite à celle de trente grains, deux fois par jour. Le quatrième, l'écoulement diminua, et l'amélioration continua jusqu'au onzième; alors il cessa entièrement; l'appétit commença à se rétablir, la faiblesse diminua, et au bout d'un mois la malade avait repris de l'embonpoint.

XIe. OBS. — M. *Carreras*, négociant espagnol, âgé de trente-six ans, d'un tempérament éminemment bilieux, contracta à Londres, dans le mois d'avril de 1815, une blennorrhagie syphillitique qui dégénéra en blennorrhée, pour laquelle on administra différens remèdes, mais inutilement. Il vint à Paris en décembre de la même année, et un mois après il me consulta sur son écoulement, qui était très-abondant, accompagné d'une atonie de la verge ou défaut d'érection, et qui commençait déjà à produire une faiblesse constitutionnelle. J'ordonnai la potion balsamique de *Chopart*, ultérieurement recommandée par M. *Ansiaux*, qui en a observé de très-bons effets, que ma pratique a également confirmés. Dans le cas en question, ce remède ne fit que diminuer un peu l'écoulement pendant quelques jours. J'essayai alors l'opiat contre la gonorrhée, du docteur *Larrey*; le vin du docteur *Fordyce*, et autres médicamens analogues dont l'efficacité, dans cette espèce d'affection, est appuyée par quelques faits thérapeutiques. Le succès que j'en obtenais était très-incertain, lorsque j'appris, par un de mes confrères espagnols, qu'il y avait de la *ratanhia* chez un pharmacien de Paris, et quoique je n'en eusse pas fait usage dans un cas pareil, je résolus de l'essayer chez ce malade. Ce ne fut pas sans un grand étonnement que je vis un écoulement si opiniâtre, et parfois si abondant, diminuer par l'usage intérieur et extérieur de la *ratanhia*. Je la prescrivis, soit en injections, soit en décoction légère, que je rendis ensuite plus forte.

L'écoulement cessa tout-à-fait au neuvième jour, sans qu'il ait reparu à l'époque où je rédige cette observation.

Jusqu'ici appuyé de l'autorité des docteurs Ruiz, Bonafos et Hurtado, qui tous ont fait usage de cette préparation avec succès, il serait inutile de n'y pas ajouter foi; moi-même j'ai eu plusieurs fois occasion de suivre une partie de ces épreuves sur différens sujets. Une femme ayant une perte depuis plus de cinq mois, pour laquelle tous les moyens avaient été employés, ne parvint à une guérison parfaite que par l'usage de l'extrait de *ratanhia*; une domestique que j'avais, très-sujette aux crachemens de sang, après avoir employé les bains sinapisés, les saignées, la grande consoude, l'eau de rabel, rien ne pouvait les arrêter. Deux gros d'extrait en deux doses dans quatre onces de véhicule et trente gouttes de vinaigre firent cesser le mal comme par enchantement, sans que la malade s'en ressentît par la suite. J'obtins le même résultat sur un particulier, qui, par une forte blessure, perdait une grande quantité de sang, encore qu'on eût employé tous les stiptiques connus.

Il est facile de voir, d'après ces expériences, que dans les cas d'écoulement, leucorrhée, diarrhée, affections des gencives, épistaxis, hémoptysie, hémorrhagie nasale ou autres, ménorrhagie, etc., rien n'est comparable à l'usage de la *ratanhia*, qui, par son action éminemment astringente, s'oppose victorieusement, et guérit les maladies pour lesquelles une foule d'autres préparations sont employées sans succès.

Avant de finir cet exposé, je vais soumettre quelques nouvelles observations que le docteur Hurtado vient de recueillir dans sa pratique ; je passerai ensuite aux différentes préparations dans lesquelles je fais entrer la *ratanhia*.

Madame B***, âgée de trente ans, tempérament nerveux, d'une constitution délicate, éprouvait depuis deux ans une leuchorrée qui était soutenue par un relâchement des vaisseaux lymphatiques de la matrice et du vagin, et qui non-seulement commençait de déranger le système digestif et le reste de l'économie, mais encore empêchait la conception ; elle avait en vain essayé différens remèdes, jusqu'à ce que le docteur Hurtado se décida à employer de ma teinture à la dose de deux cuillerées à bouche (*) deux fois par jour. Au bout d'un mois à peu près, la malade était guérie de sa

---

(*) Cette dose pourra être diminuée ou augmentée d'après l'intencité, les genres de maladie et les circonstances que pourra bien prévoir le médecin consulté.

perte blanche, avait repris une partie de son embonpoint, et se trouva enceinte.

2°. Le docteur Hurtado vient aussi d'employer cette teinture, à la dose de deux cuillerées et demie à bouche, dont trois doses dans l'espace de huit heures, ont été suffisantes pour arrêter une ménorrhagie violente survenue à l'âge critique, chez une femme âgée de quarante-sept ans, d'un tempérament lymphatique et d'un embonpoint excessif.

D'après des résultats si avantageux et presque tous obtenus par des docteurs connus par leurs talens, je pense que la médecine française ne peut, qu'avec sécurité et succès, employer une préparation dont les effets constatés sont si intéressans.

C'est dans le manuscrit même de M. Ruiz, et qui m'a été confié, que j'ai pris la recette de la teinture aromatique de *ratanhia* avec une très-légère modification que j'y ai faite ; je pense l'avoir rendue plus agréable, plus convenable à certains tempéramens, sans lui ôter rien de ses vertus.

Les médecins qui aimeraient mieux employer l'extrait, de préférence à la teinture, seront toujours certains d'en trouver chez moi. Je puis d'autant mieux leur répondre de son action qu'il me

vient de la pharmacie de M. Ruiz (*), par le moyen
du docteur Hurtado, ancien pensionnaire de l'Ecole
de Médecine et Chirurgie de Madrid. Le peu de
ratanhia qui existe à Paris et son peu d'emploi ne
m'avaient point encore déterminé à en préparer ;
cet extrait d'ailleurs nécessite une manipulation
différente de celle employée pour les autres extraits
d'usage en pharmacie. Il est si facile de détruire
son action en le préparant, vu les soins minutieux
qu'il exige, qu'un praticien de Paris, connu d'ailleurs avantageusement, pour avoir peut-être confié
cette opération à un autre que lui-même, obtint un
extrait dont l'effet était sans vertu, et au point qu'à
la dose d'une once son action était nulle. M. Hurtado dont je tiens ces détails, eut recours à de
l'extrait venant de Madrid, et trois prises d'un
gros chacune furent plus que suffisantes pour arrêter une hémorrhagie violente.

Comme la *ratanhia* à petite dose est un puissant stomachique, je l'ai uni à d'autres substances
et en prépare un vin d'une saveur agréable, qu'on
peut prendre à la dose d'un verre à liqueur. Dans
le cas où un estomac est affaibli par suite de

(*) M. Ruiz le reçoit de Linna, contrée de l'Amérique
espagnole, où il en fit la découverte, et où il enseigna la
manière de préparer l'extrait.

maladies, son effet est très - actif et d'un succès certain.

Mais comme un médicament liquide est souvent désagréable à prendre, vu son volume et sa saveur, j'ai pensé qu'il conviendrait d'en préparer des pilules, dans lesquelles l'extrait entrerait comme base , dont le médecin pourrait augmenter ou diminuer la dose, et qu'il administrerait selon sa prudence dans les différens cas où le genre de la maladie nécessite des astringens de cette nature ; en conséquence, si pour un estomac affaibli par suite de maladie le médecin juge à propos de les ordonner, deux par jour suffisent ; si c'est pour des leucorrhées ou diarrhées qu'il ne croit pas devoir arrêter promptement, comme dans ce dernier cas où les accidens qui en résultent sont toujours graves, c'est à sa prudence à augmenter ou diminuer le nombre selon que la nature de la maladie ou la force du malade l'indiquent.

On a vu que la teinture donnée à certaine dose peut s'opposer promptement aux ravages qu'occasionne toujours une hémorrhagie ; mais, administrée à petite dose, elle est stomachique, donne du ton à l'estomac, et éloigne les dispositions que l'on aurait à éprouver des pertes, de quelque nature qu'elles soient.

La décoction, l'extrait ayant pour caractère

une saveur astringente très-prononcée, beaucoup de personnes, ne devant faire usage qu'avec répugnance de ces préparations (les pilules exceptées), j'ai eu l'idée d'en préparer un sirop; cette préparation, à l'aide du sucre, laisse à peine apercevoir le goût acerbe de la *ratanhia ;* son efficacité est telle, surtout dans le cas où le genre de la maladie est la diarrhée, que les sirops de coings, de cachou, etc., et tous les astringens connus ne sont à lui comparer sous aucun rapport. Cette maladie ne peut jamais être rebelle à son action, et le médecin, avec un tel moyen, peut à volonté prédire le moment où doit cesser une maladie qu'il serait sûr d'arrêter en une heure, si les suites d'une guérison aussi prompte ne devaient porter aucune atteinte à l'économie du malade confié à ses soins.

Quelques docteurs m'ont fait préparer un emplâtre dans lequel il entre de l'extrait de *ratanhia,* souvent les personnes qui s'en sont servies en ont éprouvé des effets satisfaisans; elles se l'appliquent sur les reins, en forme de ciroëne; mais je ne le prépare que sur la demande des personnes.

Eminemment astringente, *la ratanhia* est encore connue comme un stomachique et un ant-iscorbutique puissant ; mais il ne m'appartient pas d'indiquer les doses nécessaires , et la manière d'en faire usage ; c'est aux médecins seuls, qui connaissent le tempérament de leurs malades ainsi que leurs maladies, à fixer les doses nécessaires et le temps d'intervalle qui doit y avoir ; c'est à leur prudence à prononcer.

Je n'ai pas non plus la prétention d'annoncer comme nouveau, un produit végétal connu et employé en Espagne depuis long-temps ; je ne fais que rappeller aux médecins français l'usage qu'on pourrait faire d'un substance dont les effets doivent leur être d'autant plus précieux que tous leurs soins tendent au soulagement de l'humanité. Si jusqu'ici cette substance a été ensevelie dans une sorte d'oubli, il est encore tems d'y revenir, et malheureusement aurons - nous trop d'occasions d'en reconnaître les effets. Un médicament aussi précieux entre les mains d'aussi habiles maîtres que les médecins français, ne peut que tourner au profit et à la satisfaction du malade et du médecin. Il n'y a pas de doute que son usage va se propager chez nous, les avantages qui en sont résultés chez nos voisins nous en est un sûr garant ; et si j'en crois le désir que j'ai de voir dans notre matière médicale figurer une substance aussi active, il n'y a pas de doute que la *ratanhia* sera, avant peu, pour les hémorrhagies en général, ce que le kina est pour les fièvres.

J'ai joint à cette préparation un vin de Colombo, qui, dans le cas précédent et les affections fébriles surtout, peut être employé à la satisfaction du malade et du médecin.

Je me propose d'augmenter plus tard ce peu d'observations d'une analyse exacte de la *ratanhia*.

De l'imprimerie de Nouzou, rue de Cléry, n°. 9, à Paris.